AF404492

OBSERVATIONS

ET

RÉFLEXIONS

SUR LES CAS D'ABSORPTION

DU PLACENTA;

par Madame veuve Boivin,

Docteur en Médecine, Membre de plusieurs Sociétés savantes et médicales,
Sage-Femme surveillante en chef de la Maison royale de Santé des Hôpi-
taux de Paris, décorée de la médaille d'or du mérite civil de Prusse, etc.

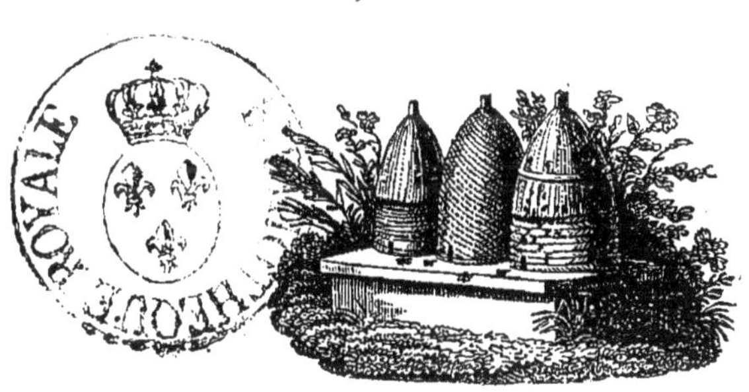

IMPRIMERIE DE Mme. HUZARD (née VALLAT LA CHAPELLE),
RUE DE L'ÉPERON, N°. 7.

1829.

AVERTISSEMENT.

Au moment où l'on vient de tirer cette feuille, nous apprenons de Madame Wyttenbach que le docteur Salomon, de Leyde, son compatriote, se plaint d'avoir été mal compris par M. Luroth, son traducteur. Cette dame nous engage à publier la traduction qu'elle nous a adressée et qu'elle a faite sous les yeux de l'auteur. Nous nous rendons avec d'autant plus de plaisir à l'invitation de Madame Wyttenbach, qu'elle nous fournira l'occasion de la remercier de cette communication, et de lui renouveler l'assurance de notre admiration sincère pour ses connaissances aussi variées qu'étendues, et de notre inaltérable amitié.

OBSERVATIONS

ET

RÉFLEXIONS

SUR LES CAS D'ABSORPTION

DU PLACENTA.

Nous nous proposions de publier le Mémoire de M. le docteur Salomon, qui nous avait été adressé de Leyde par sa célèbre compatriote, Madame Wyttenbach, qui en avait fait une excellente traduction en français, lorsque nous en trouvâmes un extrait fort détaillé, et qui nous a paru très bien traduit dans le journal de M. de Fermon (1). Notre intention était d'ajouter aux faits publiés par les docteurs Nœgelé d'Heidelberg et Salomon quelques observations pour servir à expliquer ce phénomène singulier de l'absorption du placenta. La remarque qui termine l'article en question nous engage à poursuivre une partie de notre dessein.

____

(1) Voyez les numéros 1 et 2 du *Bulletin des Sciences médicales* de cette année 1829.

Nous sommes loin de révoquer en doute la bonne foi et l'exactitude des auteurs allemands et hollandais ; mais il nous semble qu'ils sont tombés dans une erreur grave à l'occasion des faits qu'ils ont observés sur la rétention et l'absorption du placenta. Comme ces deux médecins provoquent eux-mêmes les lumières sur ce point de physiologie pathologique, nous n'hésiterons pas à déposer ici le faible tribut de notre expérience; s'il peut contribuer à éclairer l'objet en discussion, nous n'aurons pas perdu notre temps.

Nous allons rapporter sommairement les observations de MM. Nœgelé et Salomon sur l'absorption du placenta, et nous verrons ensuite si l'opinion de leurs auteurs est solidement fondée.

PREMIÈRE OBSERVATION DE M. NŒGELÉ.

La femme accoucha, pour la première fois, du sixième au septième mois de sa grossesse; l'enfant vécut plusieurs heures. Il y eut peu d'hémorrhagie. L'arrière-faix resta dans l'utérus. Le cordon ombilical s'est rompu à son insertion au placenta, quoique la sage-femme n'eût exercé aucune violence. Pendant quatre jours, il y eut des lochies peu abondantes et très modérées, *avec quelques caillots de sang.* La sage-femme a surveillé le cas pendant neuf jours sans *inter-*

ruption (1) et n'a rien vu qui ressemblât au placenta.

DEUXIÈME OBSERVATION.

Avortement du quatrième au cinquième mois. Presque pas d'hémorrhagie. Le placenta resta dans l'utérus ; il n'y eut aucune douleur locale, aucun écoulement par le vagin. La menstruation reparut après neuf semaines sans qu'on eût vu la moindre trace de l'arrière-faix. L'auteur ajoute que le docteur *Gœlzenberger*, de la même ville , a observé très exactement deux cas de la même espèce.

TROISIÈME OBSERVATION.

Le 13 janvier 1828, M. Nœgelé fut appelé auprès de la femme d'un propriétaire, âgée de vingt-quatre ans. Elle était accouchée, la veille, à onze heures du matin, de son second enfant. L'arrière-faix ne voulait pas suivre. Dans l'après-midi, il y eut une métrorrhagie abondante suivie de faiblesse. Un médecin et un chirurgien-accoucheur,

---

(1) Cela est difficile à croire , et l'on conviendra que rien ne ressemble plus à certains tissus du placenta que les caillots de sang qui ont séjourné dans l'utérus , *et vice versâ*, comme nous le ferons voir plus tard.

qu'on appela, trouvèrent l'utérus contracté en forme de sablier, et le placenta enchatonné de manière qu'il fut impossible d'y arriver avec la main (1). On prescrivit la teinture de cannelle avec un peu d'opium à l'intérieur et des fomentations tièdes sur le ventre. L'hémorrhagie se renouvela plusieurs fois dans la nuit et le lendemain l'écoulement commença à devenir fétide. M. Nœgelé, qui vit la dame environ trente heures après l'accouchement, la trouva très pâle; l'utérus était assez fortement contracté, non pas en forme de *sablier*, mais *en boule*. L'écoulement par le vagin était excessivement fétide; on sentait avec le doigt une portion du placenta dans l'orifice utérin. M. Nœgelé crut que le placenta était décollé, et le docteur Rigby de Norwich, qui était présent, fut du même avis. On résolut donc d'extraire l'arrière-faix. L'introduction de la main fut très difficile à cause de la contraction énergique de l'utérus, et de plus on trouva qu'une grande partie du placenta adhérait encore fortement à l'utérus. Cette circonstance, et l'in-

______

(1) Il est rare que cette contraction ne soit pas celle de l'orifice interne de l'utérus. La disposition de ses plans fibreux ne saurait admettre la possibilité de la contraction du corps de l'organe, de manière à lui donner la forme de deux cônes à base opposée.

docilité de la malade ne permirent d'enlever que les deux tiers à peu près du placenta. Le reste ne put être extrait : c'est ce dont se sont convaincus tous les médecins qui étaient présens. Il n'y eut *plus d'hémorrhagie.* Dans la nuit suivante et le lendemain, on fit de fréquentes injections avec une infusion de feuilles de sauge ; elles n'enlevèrent que quelques caillots sanguins. Vingt-quatre heures après l'opération, il se déclara une fièvre intense avec violente céphalalgie : pouls plein, et forte chaleur. L'abdomen était sans douleur, même à la pression. Les mamelles étaient flasques, quoiqu'on les présentât fréquemment à l'enfant. Il n'y avait plus aucune trace d'écoulement lochial. On prescrivit une émulsion d'amandes nitrée et une boisson rafraîchissante ; des lavemens pour tenir le ventre libre et des injections dans l'utérus avec une infusion de fleurs de camomille. Le troisième jour, les mamelles devinrent turgescentes, et la sécrétion du lait s'y établit ; mais l'enfant refusa de teter. La fièvre cessa et avec elle la sécrétion du lait. La femme se trouva parfaitement bien jusqu'au 27 janvier : ce jour-là, il se manifesta une ophthalmie de l'œil gauche tellement violente, qu'en peu de jours, malgré le traitement le mieux suivi, la faculté visuelle fut détruite par l'obscurcissement du corps vitré et du cristallin. Dans la treizième semaine après l'accouchement la menstruation reparut; elle fut tout à fait normale, et la femme, abstraction de la perte de l'œil gauche, jouit depuis d'une parfaite santé (1).

QUATRIÈME OBSERVATION DU DOCTEUR SALOMON.

La femme accoucha après trois heures de travail; il s'en fallait d'environ *trois semaines qu'elle fût à terme.* Dans la cinquième *semaine de sa grossesse, elle avait perdu un peu de sang de l'utérus.* L'enfant est né mort et paraissait l'être depuis quelques semaines que la mère ne l'avait pas senti remuer. Après l'accouchement, *perte abondante de sang ;* tentatives d'extraction du placenta. *Le resserrement de l'utérus rend l'introduction de la main impossible.* L'orifice resta dans le même état de contraction pendant vingt-quatre heures.

Ce ne fut que le lendemain que M. Salomon fut consulté (vingt-quatre heures après l'accouchement). Il trouva l'utérus contracté; *le fond de l'organe n'excédait pas le bord des pubis.* L'orifice interne était serré à n'y pouvoir pas intro-

---

(1) Voyez le n". 1 (janvier 1829) du *Bulletin des Sciences médicales,* page 19 et suivantes.

duire le doigt. *Le cordon ombilical, menu comme un fil,* ne permettait pas qu'on s'en servît pour aider à la délivrance.

Le quatrième jour (20 mars), l'utérus était encore diminué de volume ; lochies fétides, brunâtres ; l'orifice un peu plus mou ; *il s'y présente une portion du placenta.* Le lendemain, *autre portion du placenta,* que l'on extrait avec les doigts, comme celui de la veille : chaque *morceau était de la grosseur du pouce ;* injections toniques dans la cavité de l'utérus.

L'auteur fait remarquer qu'aucune évacuation ne fut jetée sans avoir été examinée par M. Van der Boon, l'accoucheur, ou par lui, M. Salomon. La femme s'est rétablie d'une métropéritonite dont les suites de couches s'étaient compliquées.

Considérés attentivement, les faits que nous venons de retracer suffisent-ils pour faire admettre l'absorption du placenta? Nous ne le pensons pas. Cependant, il faut avouer qu'il est des circonstances qui permettraient de croire à la réalité de ce phénomène : *c'est dans le cas de certains vices de conformation du placenta,* et ce cas n'a été prévu ni indiqué par les docteurs Nœgelé et Salomon.

Le placenta, comme on le sait, est sujet à des aberrations de forme et de tissu qui exercent souvent une influence fâcheuse sur la vie du

fœtus, sur la durée de la grossesse et sur la délivrance.

Le placenta, le plus ordinairement, affecte
la forme circulaire; mais il se présente aussi sous
celle d'une limande (en raquette); d'un rein de
mouton, lorsque le cordon est implanté sur l'un
de ses bords. D'autres fois, le placenta est divisé
en plusieurs lobules distincts et séparés les uns
des autres par des portions de membranes plus
ou moins étendues; ils ne communiquent entre
eux que par des vaisseaux qui rampent entre le
chorion et l'amnios et vont se perdre dans chaque lobule. Quelquefois encore, mais plus rarement, les vaisseaux du cordon se subdivisent
dans une masse de tissu rouge gélatiniforme;
d'autres fois enfin, les vaisseaux ombilicaux, au
lieu de terminer leurs divisions en houppes vasculeuses, se prolongent dans toute l'étendue du
sac fœtal; de sorte que le placenta, dépourvu
de son parenchyme, est presque entièrement
membraneux et parfois tellement mince, que
quelques uns, pour qui cette disposition était
inconnue, crurent à la possibilité de l'absence
du placenta, et ont écrit que le fœtus était né
sans cet organe intermédiaire de la circulation
de la mère à l'enfant (1).

____

(1) Conby rapporte un cas où le cordon se terminait par

Rarement le fœtus parvient à son terme avec un placenta de la dernière catégorie. Irrégulier dans sa forme., sans consistance, n'offrant point ou peu de prise aux contractions de l'utérus, un placenta de ce genre ne saurait être que difficilement et imparfaitement expulsé. Le cordon, trop grêle, n'est d'aucun secours pour en faciliter l'extraction. Il faut donc porter la main dans la matrice, toutes les fois que sa capacité le permet ; et c'est le cas lorsque la grossesse est parvenue du septième au neuvième mois. La contraction utérine n'est pas aussi opiniâtre qu'on le croit généralement, lorsque l'organe renferme un corps étranger d'un certain volume. L'art n'a-t-il pas d'ailleurs des moyens à sa disposition pour faire cesser un état de spasme violent de l'utérus ? Ces moyens connus, éprouvés, sont les émolliens opiacés, en topiques, en injections, les demi-bains, les bains entiers, etc., moyens qui ont été négligés dans les cas en question. Si, comme le disent les docteurs Nœgelé et Salomon, l'utérus *embrassait si étroitement le placenta*, il n'y avait pas à craindre de perte de sang en plongeant la malade dans un bain chaud,

---

une espèce de nœud, et il pensait que c'était par là que l'embryon avait pris sa nourriture. (*Note de M. Salomon.*)

et en l'y laissant un temps convenable; si au contraire il existait une métrorrhagie, il n'y avait point de spasmes de l'utérus; et nous ne craignons pas d'être démentie, en avançant que *la contraction générale de l'utérus et la métrorrhagie s'excluent mutuellement et d'une manière absolue.* Lorsqu'il y a écoulement de sang par le vagin avant la délivrance, et que l'utérus est fortement contracté sur le placenta, le sang provient de ce dernier organe par expression, comme d'une éponge, mais non pas des vaisseaux utérins qui sont resserrés, et dont les orifices sont bouchés par la présence même du placenta.

Pendant le cours de notre pratique particulière, nous avons rencontré plusieurs cas de placentas mal conformés, qui, s'ils n'eussent point été extraits de l'utérus, auraient pu faire croire à l'absorption d'un arrière-faix de forme et de volume ordinaires. Nous supposons que leur expulsion n'aurait pu s'opérer ou qu'elle eût été inaperçue.

Nous choisirons trois cas qui eurent pour témoins, l'un M. le baron Dubois, et les deux autres, M. le professeur Duméril.

Vices de conformation du Placenta.

PREMIÈRE OBSERVATION (Juin 1820).

Madame G*** demeurant à Paris, place des Vic-
toires, avait tous les symptômes apparens d'une
hydropisie ascite ; mais comme elle avait eu d'a-
bord quelque idée de grossesse et qu'il lui semblait parfois sentir remuer, nous fûmes appelée
pour constater l'état de l'utérus. En effet, cette
dame se trouvait enceinte d'environ six mois.
L'abdomen continuant de se développer d'une
manière effrayante à cause de l'état de suffocation
qui en résultait, M. Duméril et moi, d'après le
consentement des parens, nous fîmes demander
l'avis de M. Dubois. Nous venions d'examiner
la malade, qui était dans le huitième mois de
sa grossesse. Le col utérin était totalement
effacé ; l'orifice assez entr'ouvert pour arriver
jusqu'aux membranes, dont nous proposâmes la
rupture, comme le seul moyen de réduire les
dimensions de l'utérus, qui était le siége de l'hydropisie, et d'amener le plus promptement pos-
sible les contractions de ce viscère. Ce point
convenu, nous glissâmes dans l'orifice une sonde
de femme, et nous rompîmes les membranes à

une certaine profondeur, pour empêcher que l'utérus ne se vidât trop brusquement.

L'eau s'écoula pendant à peu près douze heures; les parois de la matrice se rapprochèrent insensiblement; l'orifice s'ouvrit assez pour laisser couler un petit fœtus vivant du poids de deux livres et demie à trois livres; mais l'utérus était resté dans un état de collapsus complet, le sang ruisselait de sa cavité; la main que nous y avions introduite se trouvait plongée dans une énorme sac vide, *absolument vide.*

Le placenta, que nous reconnûmes pour tel par le cordon grêle qui nous avait servi de guide, ne formait qu'une couche mince, qui s'étendait dans presque toute l'immensité de la face interne de ce viscère. Ce ne fut qu'après beaucoup de peine et de tentatives réitérées que nous parvînmes à détacher entièrement, à amener au dehors, roulé plusieurs fois sur lui-même, un placenta sans forme, muni de son cordon.

La délivrance dura plus de trois quarts d'heure, et pendant ce temps la perte cessait et reprenait avec plus ou moins de violence, quoique ayant mis en usage, avec la plus grande célérité, tous les moyens prescrits en pareil cas, et dont, à l'avance, nous nous étions pourvue pour obtenir la contraction parfaite de l'utérus et la cessation totale de la perte. Jamais hémorrhagie ne fut plus effroyable et n'exigea plus de sang-froid par rapport à l'accident lui-même et aux circonstances qui l'accompagnaient. La mère de la jeune dame fut prise de violens accès de convulsions ; le mari, effrayé de l'état de sa femme et de celui de sa belle-mère, perdit la tête, au point de vouloir se jeter par la fenêtre. Il n'y eut qu'une petite dame, amie de l'accouchée, qui tint bon, et qui nous fut d'un grand secours par sa présence d'esprit et son intelligence à nous servir dans cette conjoncture des plus critiques.

M. Dubois, que nous avions fait prévenir, arriva comme la délivrance venait d'être terminée et la perte arrêtée : nous fîmes ensemble l'examen du placenta. Après l'avoir déroulé, nous jugeâmes qu'il avait douze pouces d'étendue dans un sens et neuf à dix pouces dans un sens opposé. Dans les points les plus épais, et qui étaient distans les uns des autres, il n'y avait guère que deux à trois lignes d'épaisseur : c'était sur un de ces points qu'était implanté le cordon. Les vaisseaux ombilicaux serpentaient et se croisaient irrégulièrement dans une grande étendue des membranes.

Malgré l'excessive perte de sang que cette dame avait éprouvée, elle s'est assez promptement rétablie, et après avoir suivi pendant une année un régime tonique et fortifiant et pris les

bains de mer, elle eut deux grossesses successives des plus heureuses, et les deux enfans furent allaités par elle avec beaucoup de succès.

DEUXIÈME OBSERVATION (mai 1823).

Une dame de la rue Basse-Saint-Denis, âgée de trente-huit à trente-neuf ans, déjà mère de plusieurs enfans, était enceinte de quatre mois et demi lorsqu'elle fut prise d'une métrorrhagie violente et spontanée, dans laquelle la malade perdit en peu d'instans plein un pot de nuit de sang fluide. Cette dame avait d'abord fait appeler à son secours M. Duméril, son médecin, qui me fit prier de passer chez sa cliente. L'écoulement du sang se modéra après l'application des moyens ordinairement employés dans ces cas. Le lendemain, quelques douleurs vives se firent sentir dans la région utérine, qui furent suivies de l'expulsion d'une masse du volume d'un gros œuf légèrement aplati. Débarrassée des caillots de sang dont elle était en partie composée, cette masse s'est trouvée réduite à deux grands lambeaux de membranes, sur lesquels se dessinaient les longues et sinueuses divisions des vaisseaux ombilicaux. Le cordon n'offrait guère qu'une ligne et demie de diamètre. Il n'était point tortillé ; ses membranes présentaient la forme d'un entonnoir, dont la partie la plus large allait se confondre avec les membranes fœtales, dont elles n'étaient que la continuation. Ce cordon n'était composé que de deux vaisseaux, une artère et une veine (1).

Ces deux cas d'anomalies du placenta ont donné lieu, chez l'une, à l'accouchement prématuré; chez l'autre, à l'avortement. Il est fort probable que si l'un ou l'autre de ces placentas fût resté dans l'utérus, que la fonte putrilagineuse s'en serait opérée aussi promptement que dans les cas de délivrance ordinaire, où il reste quelques lambeaux de membranes, qui sont rejetés sous forme de lochies. Nous sommes fort portée à croire que c'est ce qui a eu lieu dans les deux premiers cas du docteur Nœgelé.

Dans la troisième observation du même accoucheur, *le placenta était adhérent;* on en détacha *les deux tiers, l'autre tiers resta dans l'utérus,* et il n'en est rien sorti depuis sous aucune forme apparente.

---

(1) Haller cite des exemples semblables : *Elem. Phys.,* tome VIII, page 219.

On trouve dans Wrisberg, *Nov. Comment. Societ. Goëtting,* tome IV, page 57, et dans Sandifort, *Observationes anatomicæ pathol.,* lib. I, ch. IV, des cas analogues.

Ne s'est-on pas trompé sur la nature du corps
spongieux resté attaché à l'utérus ? Pour qui n'a
pas souvent porté la main dans la matrice après
la délivrance ; pour qui n'a pas eu de fréquentes
occasions de voir la face interne de ce viscère
les premiers jours de sa déplétion totale, l'illusion est facile. On a vu même des personnes ha-
biles, d'ailleurs, mais peu au fait de la disposition rugueuse, inégale du point qu'occupait le
placenta, emporter avec les ongles des lambeaux
de cette portion de l'utérus, croyant enlever des
débris d'un placenta qu'on avait supposé adhérent. Enfin, en admettant qu'il fût resté une
portion de placenta, il était bien difficile de
déterminer s'il en était resté un tiers ou un
quart, quand on avoue surtout que c'est avec
une extrême difficulté que l'on a pu en extraire
la plus grande partie.

M. Salomon dit que vingt-quatre heures après
l'accouchement l'utérus était contracté et *que
son fond n'excédait pas le bord des pubis :* on
conviendra qu'il fallait que le placenta fût bien
petit ; car, à cette époque de la couche, même
après l'expulsion totale de l'arrière-faix, l'utérus
est beaucoup plus volumineux et son fond se
trouve encore de deux à trois travers de doigt
au dessus des pubis.

Le quatrième jour de l'accouchement, on fit

l'extraction *d'un petit morceau de placenta ;* le lendemain , on en retira un nouveau morceau, qui était engagé dans l'orifice de l'utérus. Il y eut des lochies puriformes, *d'une odeur de putréfaction très prononcée ;* et, observe M. Salomon , *les lochies n'étaient pas plus abondantes qu'à l'ordinaire.* Eh ! ne sait-on pas que rien ne varie plus que la quantité, la durée et la nature des lochies, même dans les cas les plus simples?

Supposons maintenant qu'il n'existât dans l'utérus qu'un placenta membraneux , composé de quelques lobules isolés , comme dans le cas que nous avons rapporté , n'est-il pas vrai qu'après avoir extrait ces *deux morceaux de placenta ,* il se pouvait qu'il ne restât plus dans l'utérus que quelques lambeaux de membranes, qui ont dû s'exfolier et être expulsés avec les lochies? Cette opinion nous paraît d'autant mieux fondée , que M. Salomon nous dit que *l'enfant n'était pas à terme; qu'il était mort depuis long-temps; que le cordon était desséché et mince comme un fil d'archal :* il est donc probable que les dimensions du placenta et son volume étaient en rapport avec ceux du cordon ombilical; qu'il devait être *atrophié* aussi, selon la remarque de M. *Luroth,* qui rapporte ce cas dans le *Bulletin des sciences médicales;* ou que ce placenta était analogue à ceux dont nous avons rapporté deux exemples , et que quelques auteurs ont également rencontrés dans leur pratique (1). Il est encore un autre vice de conformation du placenta, qui pourrait imposer sur sa rétention dans l'utérus. Nous allons en rapporter un exemple que nous avons rencontré chez l'épouse d'un ami du professeur Duméril.

TROISIÈME OBSERVATION (août 1820).

Madame D. , âgée de vingt-deux ans, enceinte de son premier enfant, accoucha naturellement, après un travail qui ne dura pas plus de huit heures. A peine l'enfant fut-il sorti, qu'il s'échappa de l'utérus plusieurs flots de sang fluide. Nous portâmes plusieurs doigts dans l'orifice de l'organe pour prendre connaissance de la situation

---

(1) Voyez notre traduction du *Traité de Rigby sur les hémorrhagies*, page 118. Le placenta présentait une masse inégale , très mince en différens endroits, superficiellement répandue et attachée sur un côté de l'utérus ; les bords se terminaient par des prolongemens et des échancrures plus ou moins considérables. On ne saurait mieux comparer la figure de ce placenta qu'à ces îles irrégulières que l'on remarque sur les cartes géographiques.

Voyez aussi les *Archives de l'art des accouchemens*, par Fred. Schweighæuser, tome I, page 321. Il donne la description et la figure d'un placenta membraneux.

du placenta, ayant saisi le cordon de l'autre main nous fîmes dessus quelques légères tractions, et il vint à nous avec une masse parenchymateuse du volume d'un gros œuf. Nous reportâmes la main dans l'utérus pour l'exciter à se contracter : lorsque nous voulions saisir une portion de ce placenta il se divisait, il s'écrasait sous les doitgs, il nous était impossible d'en amener au dehors une masse d'un certain volume. Ce ne fut qu'après avoir fait plusieurs injections froides abondantes que l'hémorrhagie cessa, et que l'utérus se trouva déblayé entièrement des débris de ce placenta gélatiniforme.

La portion de placenta qui tenait au cordon présentait les divisions de la veine et des artères ombilicales, et formait une masse d'environ deux pouces et demi de diamètre, et à peu près un pouce d'épaisseur à l'endroit où aboutissait le cordon, qui n'était guère plus gros que le tuyau d'une plume d'oie. Un des bords de cette masse était arrondi et le reste présentait des ramifications vasculeuses, libres comme les racines d'une plante. Dans les portions de placenta qui avaient été entraînées au moyen des injections, il y en avait de fibrineuses, mais d'un tissu si mou, si lâche, qu'on en divisait les parties en les comprimant entre les doigts ; d'autres petites portions du placenta étaient tout à fait gélatineuses ; il y en avait quelques unes qui portaient des débris de petits vaisseaux, d'autres qui étaient recouvertes d'un tissu membraneux très mince (1). L'enfant est né avec un vice de conformation dans la mâchoire inférieure et dans les vertèbres cervicales ; il n'a vécu que quelques mois.

Les suites de couches furent compliquées d'une fièvre adynamique très grave dont la malade se rétablit sous les soins de M. Duméril. La dame eut depuis trois grossesses naturelles et une grossesse hydatique, dans lesquelles nous lui donnâmes nos soins et nos conseils.

Si nous n'eussions été forcée, à cause de la métrorrhagie, de porter la main dans l'utérus, nous aurions pu croire que ce qui restait du placenta était à peu près de même tissu que la portion sortie avec le cordon ; et ne considérant que comme de simples caillots tout ce qui aurait été expulsé par la suite, nous aurions pu penser aussi, ou qu'il n'y avait qu'une petite portion de placenta, ou qu'il s'était trouvé absorbé, si nous n'eussions pu en faire l'extraction.

----

(1) On trouve deux cas d'hémorrhagie occasionée par le même vice de conformation du placenta, dans le *Traité* de Rigby, déjà cité, pages 225 et 330.

Nous pourrions rapporter encore quelques exemples d'expulsion spontanée du placenta à l'insu de l'accouchée et des personnes qui lui donnaient des sóins, le placenta ayant été enlevé avec les linges salis pendant les derniers temps du travail, et parmi lesquels on le retrouva. Ce n'est sans doute pas le cas de MM. Nœgelé et Salomon. Cependant la première observation n'a point été recuillie par M. Nœgelé ; elle lui fut communiquée par une sage-femme : et quoi que disent ces Messieurs de l'attention que l'on a mise à examiner toutes les évacuations, il suffit de penser que ce point a pu être négligé en l'absence des médecins, pour laisser des doutes dans l'esprit du lecteur.

Nous savons que les surfaces séreuses ont la propriété d'absorber des corps étrangers d'un certain volume et d'une certaine densité ; des expériences répétées ne laissent aucun doute sur ce point : nous n'ignorons pas non plus que l'absorption de la partie musculaire du fœtus s'est opérée dans l'utérus membraneux des mammifères, tel que celui de la vache, comme M. Salomon en cite des exemples ; mais les élémens qui entrent dans la composition de l'utérus humain permettent-ils de leur reconnaître les mêmes propriétés ? C'est ce que nous laissons à d'autres à décider. Mais ce qu'il y a de certain, c'est qu'il y aurait beaucoup de danger à adopter avec trop de précipitation ces idées d'absorption du placenta ; ce serait favoriser l'incurie et l'ignorance, qui ne manqueraient pas de s'autoriser de pareils exemples pour abandonner la délivrance à la nature lorsqu'il faudrait l'aider par tous les moyens dont l'art peut disposer avec fruit dans ces cas importans.

Nous avons cherché à expliquer, par des faits, les phénomènes qui se sont passés dans les cas rapportés par MM. Nœgelé et Salomon. Peut-être que, nous aussi, nous nous sommes fait illusion ; mais il nous semble qu'avec un peu de réflexion sur les faits que nous soumettons à l'examen du lecteur le merveilleux disparaît, et ces cas *d'absorption* n'ont plus rien qui doive étonner ni ceux qui en ont donné l'histoire, ni ceux qui l'auront lue.

OBSERVATION

SUR

UN CAS DE RÉTENTION

DU PLACENTA,

SUIVIE DE SON ABSORPTION SPONTANÉE ;

Par G. Salomon,

Docteur en médecine, à Leyde, Membre de plusieurs Sociétés médicales ;

TRADUITE DU HOLLANDAIS

PAR MME. V^e. WYTTENBACH, DE LEYDE,

Docteur en Philosophie de l'Université de Marbourg, et Membre de
la Société Philhellénique de Paris.

La communication de cas rares ou tout à fait inconnus inspire généralement peu de confiance ; cependant, cette réflexion ne m'empêchera pas de publier l'histoire d'un fait qui me paraît présenter un grand intérêt, je désire seulement que l'on reconnaisse dans celui qui en donne ici les détails le mérite de l'exactitude et de la bonne foi.

Le 17 mars 1826, je fus appelé à Norwich,

village tout près de Leyde, chez Madame N***, âgée de vingt-cinq ans, accouchée la veille pour la première fois. J'y fus attendu par M. Van der Boon, chirurgien-accoucheur du lieu, qui avait assisté la malade pendant le travail de l'accouchement. Voici les renseignemens qu'il me donna.

Le cours de la grossesse avait été naturel ; seulement, vers la cinquième semaine, il s'était manifesté un léger écoulement de sang, que le repos avait fait cesser et qui reparut deux semaines après, accompagné de quelques douleurs qui se dissipèrent encore. Depuis quinze jours, la jeune dame ne sentait plus remuer son enfant, quoique primipare. Le travail ne dura que trois heures ; d'après le calcul de madame N***, il s'en fallait de trois semaines qu'elle fût à son terme. L'enfant présentait la tête, qui franchit spontanément les parties ; mais la contraction ayant cessé, les épaules furent retenues pendant quelque temps : on les dégagea avec la main. En effet, l'enfant, qui paraissait n'être pas à terme, semblait être mort depuis quelques semaines.

On fit prendre le repos nécessaire à l'accouchée ; et comme il survint une métrorrhagie considérable, l'accoucheur se vit obligé, au bout d'un quart d'heure, d'examiner l'état des parties

pour aviser aux moyens de faire cesser la perte
et en même temps pour extraire le placenta. La
perte de sang n'avait pas été aussi abondante
qu'on l'avait cru d'abord. L'orifice de l'utérus se
trouvait resserré au point de ne pouvoir y introduire l'extrémité de deux doigts. L'accoucheur
ne put faire l'extraction du placenta; il se vit
forcé d'abandonner la délivrance à la nature.
Les recherches subséquentes prouvèrent que
l'orifice de l'utérus resta invariablement dans le
même état de contraction.

Du reste, l'accouchée s'était trouvée assez
bien; on lui avait fait prendre un peu d'orgeat
avec un peu de sirop diacode; on avait fait quelques frictions sur le ventre avec un liniment vo-
latil.

Aucun changement n'étant survenu chez mad.
N***, depuis vingt-quatre heures qu'elle était accouchée; la nature n'ayant fait aucun effort pour
expulser le placenta, M. Van der Boon proposa
de prendre mon avis dans cette circonstance
alarmante.

Muni de tous ces renseignemens, je me rendis
auprès de l'accouchée, jeune femme blonde et
bien faite, que je trouvai fort inquiète sur son
état. Elle avait les traits altérés, la peau froide,
le pouls fréquent et serré; elle se plaignait de la
soif, d'une douleur errante dans l'abdomen, dont

les parois étaient souples et non tendues ; l'éjection de l'urine était facile ; l'utérus était contracté, son fond ne débordait pas l'os pubis ; les parties génitales étaient très sensibles ; l'orifice de l'utérus était resté très resserré, spécialement l'orifice interne, qui ne put permettre l'admission de deux doigts. Le cordon ombilical , menu comme un fil délié, ne permettait pas qu'on s'en servît pour aider à la délivrance. Il ne nous restait donc autre chose à faire pour le moment que de tranquilliser la malade. Nous lui prescrivîmes une émulsion avec addition de sirop de pavots et une injection chaude dans l'utérus, faite avec infusion de fleurs de camomille et addition de vin rouge ; un lavement ; application sur l'abdomen d'un cataplasme de gruau fait avec l'infusion de camomille.

Le 18 mars : la nuit avait été bonne ; mais alors il y avait du frisson : les mamelles étaient légèrement tuméfiées ainsi que le ventre, qui était un peu douloureux de chaque côté; la langue était sèche ; cependant la malade avait de l'appétit: point de lochies; l'utérus, diminué de volume, était encore descendu dans le bassin ; son orifice était plus resserré et dirigé en arrière, au point que l'exploration en devenait très difficile.

Deux lavemens ne produisirent que peu d'ef-

fet ; je ne fis aucun changement dans le traitement externe ; je prescrivis une mixture avec
gom. arab., sel sédat. Humb. esprit nit. dulc.
(gomme arabique, sel sédatif de Humberg et
esprit de nitre dulcifié).

Le 19 mars : nuit agitée, la fièvre continue,
point de lait dans les seins, point d'efforts pour
expulser le placenta. L'orifice de l'utérus est dans
le même état que le jour précédent. Le lavement
fit un bon effet : même traitement interne et
externe ; on prescrivit quelques alimens de facile digestion.

Le 20 mars, je ne vis point la malade ; mais
j'appris qu'il n'était rien survenu d'extraordinaire.

Le 21, nuit assez calme ; trois selles consis-
tantes. Il était évident que, le matin, la nature
avait fait des efforts pour expulser le placenta ;
outre la douleur, la malade éprouvait un sen-
timent de pression vers le bas. Elle fut débarrassée de plusieurs flots de lochies brunes et noi-
râtres. Les muscles de la face étaient affaissés,
les yeux ternes ; le pouls était petit, fréquent :
défaillances. Cependant l'abdomen restait souple,
sans douleurs, excepté un petit point au dessus
des pubis, qui était très sensible au toucher.
L'utérus était encore plus enfoncé dans le bassin ; son col était plus mou, il se trouvait dans

son orifice un petit morceau de placenta, que j'enlevai avec mon doigt; l'utérus était entièrement contracté sur le placenta. Je prescrivis un liniment composé d'huile de jusquiame et d'esprit de sel ammoniac, *Ol. hyocyam. spir. sal. ammon.* cc. v. p. g. pour frictions sur l'abdomen. Cataplasme de gruau avec solution de savon d'Espagne, arrosé de laud. liq. de Sydenh. —A l'intérieur, julep avec espr. vitriol ou éther sulfurique. Les douleurs cessèrent l'après-midi.

Le 22 mars, après minuit, un peu de sommeil : selle consistante. L'accouchée a meilleur visage ; elle est moins abattue. La fièvre est moins forte, l'appétit meilleur ; la langue est humide ; lochies peu abondantes, mais très fétides ; l'hypogastre est moins sensible ; l'orifice de l'utérus, peu ouvert, n'est plus tourné vers le sacrum ; il s'y trouvait encore un petit lambeau du placenta, dont on fit l'extraction. Rien ne fut changé au traitement.

Le soir et pendant la nuit, beaucoup d'agitation et de fièvre.

23 mars, fièvre plus violente que la veille ; le ventre mou, absolument sans douleur ; point de lochies ; le visage moins bon que le jour précédent ; les yeux sont abattus : cependant la malade avait encore un peu d'appétit, et rendit une selle copieuse. L'utérus continue de diminuer

de volume L'orifice étant presque fermé, on fut forcé de suspendre les injections que l'on avait faites jusqu'alors, à cause de la difficulté que présentait l'introduction de la canule et des douleurs qui en résultaient.

Pour soutenir les forces et prévenir la putréfaction, on prescrivit une décoction de quinquina avec éther sulfurique (c. peruv. avec spir. vitr.); et durant l'accès de la fièvre, le julep avec éther sulfurique.

Le 24 mars, pendant la nuit, la fièvre augmente d'intensité ; grande agitation ; douleurs dans l'abdomen ; sueurs abondantes ; trois selles, dont deux copieuses ; urine trouble ; pouls fébrile ; appétit passable ; lochies peu abondantes, brunes et plus ou moins fétides. Durant la nuit, beaucoup de découragement.

Lors de ma visite, la malade reprit un peu de courage ; la langue resta humide ; la région épigastrique se trouva tuméfiée et douloureuse au toucher.

L'orifice de l'utérus fermé ; on avait prescrit peu de choses contre les douleurs du ventre ; le traitement externe ne fut point changé. Je prescrivis, à prendre intérieurement, un *decoctum c. peruv.* avec *radix val. sylv.* et *sp. n. dulc.*, et pendant l'accès de la fièvre le julep avec *sal. sed. Homberg* et *spir. n. dulc.* (décoction avec kina,

racine de valériane des bois et esprit de nitre dulcifié ; le julep avec sel sédatif de Homberg et l'esprit de nitre dulcifié).

25 mars , nuit plus calme, déterminée sans
doute par la potion calmante qu'avait prescrite
M. Van der Boon. La fièvre continue sans être
violente ; la transpiration douce ; la langue humide, mais couverte d'un enduit brunâtre ; abdomen dans le même état ; lochies rouges, naturelles, plus abondantes ; les urines brunâtres avec
un sédiment blanc ; l'utérus , douloureux en le
touchant du côté du vagin , est comme la dernière fois.

26 mars : après avoir pris quelques gouttes de
laudanum, la malade passa une bonne nuit ; un
lavement amena une selle abondante ; cependant
pouls toujours fébrile ; l'abattement continue ;
les yeux sont ternes ; la langue est humide ;
le ventre, plus tendu, est douloureux au toucher ;
durant toute la matinée se font sentir de légères
douleurs, accompagnées de petites pertes. Les
personnes qui entourent la malade commencent
à se flatter que le placenta pourrait être expulsé.
Quant à moi, je ne le présumais pas ; l'orifice
de l'utérus, seulement , était devenu un peu plus
mou : je prescrivis une émulsion avec sirop de
pavots, pour calmer les douleurs, qui fatiguaient
la malade.

Le 27 mars, j'appris de M. Van der Boon que la nuit avait été assez bonne, que la fièvre et les douleurs avaient diminué, et qu'il y avait eu peu d'écoulement.

28 mars, pendant la nuit douleurs violentes, qui existaient encore lors de mon arrivée chez la malade. Ces douleurs remontaient, comme par bouffées, de l'hypogastre vers l'estomac ; l'abdomen n'était ni gonflé, ni douloureux au toucher, excepté vers la région des pubis. Peu d'écoulement du côté du vagin ; fièvre plus intense que les jours précédens ; langue humide ; urine brune, avec un sédiment blanc ; appétit moindre ; acidités et flatuosités de l'estomac. Les lavemens n'ayant point amené d'évacuation, j'ordonnai des pilules de rhubarbe et de savon d'Espagne. Pour remédier à l'état de l'estomac, je prescrivis la mixture suivante :

Pulv. gum. arab.,	dr.	ii
Echil. cancr.,	dr.	j
Flor. zinci,	gr.	vi
Aq. cort. citr.,	unc.	vi
Syr. cort. aurant.,	unc.	j
Laud. liq. Sydenh.,		xii gutt.

Poudre de gomme arabique,	Э	ii
— d'yeux d'écrevisse,	Э	i
Fleurs de zinc,	gr.	vi
Eau d'écorce de citron,	℥	vi
Sirop d'écorce d'orange,	℥	i
Laudanum liquide de Sydenham,		xii gouttes.

A prendre une cuillerée de deux heures en deux heures.

3.

Pour friction sur l'abdomen, liniment composé d'*Ol. hyoscyam.* avec *laud. liq. Sydenh.* et *cap. papav.*

29 mars : ce jour-là, je ne vis point la malade; mais j'appris de M. Van der Boon que les douleurs étaient diminuées d'une manière sensible, surtout après que Mme. N*** eut vomi en abondance des matières acides. Les pilules et le lavement débarrassèrent d'une quantité considérable de matières dures. Dans la matinée du même jour, Mme. N*** se plaignait d'une grande oppression, de fortes douleurs dans l'estomac, et rendit, à son grand soulagement, plein deux jattes d'une matière verdâtre, glaireuse, amère, et surtout très acide.

Lors de ma visite, les douleurs et l'oppression avaient cessé ; mais il y avait encore de la soif; pourtant la langue était humide, mais couverte d'un enduit brunâtre; selles abondantes ; les urines ne changent point de nature ; l'abdomen est encore gonflé, mais non douloureux ; l'utérus est également sans douleurs au toucher; l'orifice est tellement resserré, qu'il serait impossible d'y introduire l'extrémité du petit doigt. Nous fîmes continuer les mêmes prescriptions; nous ajoutâmes seulement la poudre *magister bismuth* et *pulv. rad. Colomb.* gr. v. (nitrate de bismuth et poudre de racine de Colombo, gr. v.).

Cette fois-ci, après que j'eus quitté la malade, son état devint plus critique de moment en moment. Les douleurs redoublèrent ; les vomissemens revinrent, accompagnés d'une grande anxiété: c'est pourquoi on me fit appeler le soir fort tard.

Arrivé vers le minuit, je trouvai la malade dans un état déplorable, épuisée, pâle, défaite; luttant contre des douleurs violentes de la région épigastrique, vomissant en grande quantité une matière liquide verdâtre, très acide et en même temps très amère. Le ventre était gonflé comme dans la tympanite, sans être douloureux sous la pression, excepté vers la région ombilicale, où la douleur s'était fixée ; elle augmentait au toucher. Les douleurs de l'abdomen revinrent par bouffées ; elles étaient alors insupportables, et tout à fait analogues à celles de l'enfantement. Le corps, en général, était plutôt froid que chaud ; le pouls petit et accéléré. La malade vomissait tout ce qu'elle prenait. Point d'écoulement des parties génitales; une selle liquide et verdâtre, semblable à la matière des vomissemens; elle ne s'est point renouvelée. Mme. N*** n'avait pris qu'une seule dose des poudres.

Il est aisé de voir, d'après toutes ces circonstances, qu'il y avait danger imminent ; mais il n'était pas aussi facile de porter un diagnostic

certain sur la maladie, et de déterminer les in-
dications qui restaient à remplir. L'état général
présentait bien certainement un caractère in-
flammatoire, mais de nature cependant à ne
point exiger la saignée avec la lancette, à cause
de l'épuisement des forces et de la tournure
qu'avait prise la maladie. Je me bornai donc à
une évacuation locale de sang, en faisant appli-
quer douze sangsues autour du nombril. Après
qu'elles eurent produit leur effet, je fis couvrir
tout le ventre d'emplâtre vésicatoire mixte, et
de trois parties d'emplâtre de mélilot; je prescrivis en même temps les poudres suivantes :

Mercur. dulc.,	gr. vi
Extr. opii aquos.,	gr. vi
Magnes. alb.,	dr. iii
Sacch. alb.,	dr. i

S. m. f. pulv. n°. 6 s.

Mercure doux,	gr. vi
Extr. aqueux d'opium,	gr. ii
Magnésie blanche,	℈ iii
Sucre blanc,	℈ i

S. m. divisé en six doses égales.

A prendre une dose de deux en deux heures.

Le vomissement entièrement passé, je fis ava-
ler à la malade un trait d'eau froide. Je la quittai,
cette nuit, avec la crainte que ces cruelles douleurs ne finissent bientôt avec sa vie.

Le 2 avril, le lendemain matin, j'appris de
M. Van der Boon que les sangsues avaient donné

beaucoup de sang ; que les douleurs étaient moins fortes, mais que la malade en était très affaiblie ; que le pouls était petit, fréquent ; l'abdomen moins dur, mais non pas moins gonflé ; les selles abondantes, liquides et fétides : de sorte que M. Van der Boon craignait qu'il n'y eût un commencement de gangrène, d'autant plus que la fièvre avait augmenté. D'après ce rapport, je prescrivis une solution de sel jointe au sirop diacode et de continuer l'usage des poudres déjà indiquées. La diarrhée continuant, je recommandai les lavemens d'amidon.

Le 3 avril, quelques heures de calme pendant la nuit. J'allai voir la malade l'après-midi ; je la trouvai sans fièvre. Plus de douleurs dans la région ombilicale, même à la pression la plus forte. Le ventre n'était presque plus gonflé ; les vomissemens et les âcretés avaient disparu ; l'appétit revenait un peu. Cependant la diarrhée persévérait toujours ; les matières liquides avaient une odeur pénétrante de putréfaction.

La malade était encore pâle, très maigre, quoique la peau fût d'une chaleur naturelle. L'utérus, à l'exploration, était sans douleur ; l'orifice tout à fait clos. Les lochies, qui avaient reparu un peu en rouge lors de l'application des sangsues, avaient disparu entièrement.

La diarrhée continuant encore, on supprima

le mercure doux, qui, d'ailleurs, devenait inu-
tile; mais l'on prescrivit une solution saline avec
une once de sirop de pavots blancs. — Le lavement d'amidon continué.

Le 4 avril, je reçus l'avis suivant : diarrhée
continue jusqu'à hier au soir sept heures; après
un intervalle de cinq heures, cinq selles jusqu'à
ce matin ; matières moins liquides en ce moment :
il y eut hier au soir un léger redoublement de
fièvre ; nuit agitée, abdomen sans douleur.

J'envoyai cette ordonnance :

Rad. arnicæ mont.,	dr. ii
Sacch. alb.,	dr. i

M. f. pulv. n°. 6.

Poudre de racine d'arnica,	℈ ii
Sucre blanc,	℈ i

Mêlés pour six doses.

A prendre une dose de deux en deux heures,
et faire usage en même temps de la solution saline.

Le 5 avril, voici ce que l'on me manda : la
diarrhée est arrêtée ; hier deux selles ; cette nuit,
une seule ; matières plus liées et d'une couleur
jaune. La malade a passé la journée d'hier assez
calme : l'appétit revient ; mieux aujourd'hui ;
peu de fièvre ; cependant il y a eu, la nuit, un
peu d'exacerbation. On continue le traitement :
vous êtes attendu demain.

Le 6 avril, en voyant Mme. N***, je fus fort
étonné du changement avantageux qui s'était
opéré chez elle : le visage meilleur, les yeux clairs,
la chaleur naturelle, la langue humide, l'appétit
bon, le ventre souple et de forme naturelle ;
mais ce qui m'étonna le plus, ce fut le changement
qui était survenu dans l'état de l'utérus. Cet
organe était réduit à son volume et à son poids
naturels ; le museau de tanche avait repris sa
forme mamelonnée ; son orifice n'était pas plus ouvert que chez une femme qui a ses règles. Depuis la veille, les lochies, d'un rouge brun, cou-
laient encore, mais modérément.

Jusqu'aujourd'hui, Mme. N*** a fait usage à
plusieurs reprises des poudres d'arnica, dont
elle a pris quatorze doses, ainsi que la potion
saline avec le sirop de pavots. Je fis cesser l'usage
de ces remèdes, et ordonnai la potion suivante :

Rad. alth. cort. peruv. elect.,	ãã ℥	i
C. e. s. q. aq. ad. colat.,	℥	xi
Syr. c. aur.,	℥	i
Spir. n. dulc.,	dr.	ii

M. s.

Racine d'althéa, kinkina,	ãã ℥	i
Sirop d'écorce bouilli dans eau,	℥	xii
Sir. d'écorce d'orange,	℥	i
Esprit de nitre dulcifié,	Э	ii

M. s.

A prendre deux cuillerées de deux heures
en deux heures.

Le 7 avril, voici ce que me manda M. V. D. B. :
Après votre départ, la malade s'est bien trouvée ;
la journée s'est bien passée. Vers le soir, douleurs et tension dans le ventre, qui disparurent
après le lavement, qui fut suivi d'une selle copieuse. La nuit fut calme : autre selle abondante
encore ce matin : nous continuons à suivre vos
prescriptions.

Le rétablissement de Mme. N*** continuant
sans obstacle, je lui fis une dernière visite le
11 avril. Ce jour-là, je lui trouvai le visage beaucoup meilleur encore ; toutes les fonctions se
faisaient bien ; les forces reprenaient ; la malade
avait pu passer la veille quelques heures hors de
son lit; plus d'écoulement ; l'utérus avait repris
sa forme et son volume naturels : pour accélérer
le retour des forces, la malade continua l'usage
de la décoction de quinquina. De temps à autre,
j'en reçus de M. V. D. Boon les nouvelles les plus
satisfaisantes. L'accouchée se rétablit en si peu
de temps, que déjà, le 3 mai, elle se trouva en
état d'aller voir sa famille à la Haye. Sa santé,
jusqu'à présent, est restée constamment bonne,
excepté une fièvre tierce qui l'a prise vers l'au-
tomne de 1827. Les menstrues, après les couches, ont reparu en leur temps à toutes les épo-
ques ordinaires.

Je ferai observer que, pendant la durée des

couches et pendant la convalescence de Mme. N***, l'on a donné l'attention la plus scrupuleuse et la plus constante au placenta. Aucune évacuation quelconque ne fut jetée sans avoir été examinée avec soin, soit par M. V. D. Boon, soit par moi, jamais nous ne pûmes découvrir la moindre trace du placenta : ce que devint cette masse est encore une énigme pour nous. D'après la description de l'état où se trouvait l'utérus lors de notre dernier examen, il n'est pas présumable que le placenta soit resté dans cet organe. On ne saurait supposer non plus que la nutrition du fœtus ait pu s'opérer sans arrière-faix. Le seul exemple de ce genre qui me soit connu, rapporté par Conby, diffère à tous égards du nôtre, et ne saurait lui être comparé ; car, chez Conby, le cordon ombilical se terminait en une espèce de nœud qui remplaçait le placenta, au lieu que dans l'exemple que nous citons le placenta a été reconnu et senti dans l'utérus, et même on en a extrait avec le doigt deux petits morceaux, chacun d'*environ un pouce*, qui sont venus se présenter à l'orifice.

Il ne me restait donc pour expliquer ce qui s'était passé que de supposer l'absorption du placenta ; mais cette idée me paraissait si étrange, que je la repoussai d'abord. Cependant m'étant rappelé avoir lu quelque chose d'analogue qui

avait été observé sur les animaux, je revis les ou-
vrages qui avaient traité ce sujet. Je fus bientôt
confirmé dans ma supposition.

Thomas Bartholin (1) dit avoir conservé dans
son cabinet une grande partie du squelette d'un
veau trouvé dans la matrice d'une vache que l'on
venait de tuer, et dont les indices de la grossesse
avaient disparu avant qu'elle fût à l'époque de
mettre bas. Voici donc un exemple de l'absorption des parties molles dans l'utérus d'une vache.
Carus (2) rapporte plusieurs exemples de ce
genre : ceux qu'il cite d'après Huzard (3)
sont particulièrement remarquables. Ce dernier
nous donne plusieurs cas détaillés de vaches
tuées dont l'utérus, fécondé quelque temps auparavant, ne contenait seulement que des os
de fœtus de veaux, tandis que toutes les parties molles se trouvaient absorbées. Carus a vu
lui-même un cas d'absorption des parties molles
d'un fœtus de brebis conservé dans le Cabinet
d'histoire naturelle de l'École vétérinaire d'Iéna.

---

(1) *De insolitis partûs humani viis. Dissertat. nova Hafy*
1664, *cap.* 5, *p.* 37.

(2) *Zur Lehre von Schwangerschaft und Geburt—Erste
Ablheilung* 1822, *p.* 2, 50.

(3) *Mémoires de l'Institut national des Sciences et Arts,
Sciences mathém. et phys., tome* II.

(45)

Jager (1) fait mention d'une absorption semblable dans l'utérus d'une biche du Bengale. Il se trouva dans la matrice un fœtus qui n'était pas encore formé, et le squelette d'un embryon de deux à trois mois dénué de toutes parties molles, et nageant dans l'eau de l'amnios.

Je ne connais point d'exemples d'absorption dans l'utérus de la femme, à moins que l'on ne veuille admettre les observations rapportées par Schurig (2), et supposer qu'elles aient été faites avec l'exactitude convenable. Il s'est trouvé

____

(1) *Im Archiv. fur Anatomie und Physiologie von J. Fr. Meckel.* Jahrgang 1826, p. 91.

(2) *Embriologia,* p. 230.

Remarque. Ce que nous avançons ici n'est point une contradiction avec ce qui a été dit des lochies. Il est bien vrai qu'elles étaient d'une odeur fétide, mais non pas de cette odeur putride et piquante qui se fait remarquer ordinairement dans le cas de rétention du placenta : aussi la quantité de la matière évacuée par le vagin était médiocre. Si l'on était disposé à croire que l'évacuation du placenta s'est opérée par cette voie et sous forme liquide, l'écoulement n'eût point cessé en si peu de temps ; au contraire, il eût continué plusieurs semaines de suite, ce qui n'a point eu lieu dans le cas présent. D'ailleurs, une telle supposition ne serait-elle pas aussi singulière que celle de l'absorption, puisque nous manquons également d'exemples pour l'un et l'autre cas ?

aussi des fœtus humains absorbés dans l'utérus, au squelette près.

En réfléchissant au cours de la maladie, on sera obligé, selon nous, d'admettre l'absorption du placenta. Il est bien certain que le fœtus avait un placenta; mais où est-il passé? Pas une excrétion, pas même le linge qui avait servi, n'ont été jetés sans avoir été soumis auparavant à l'investigation la plus rigoureuse de la part de ceux qui traitaient médicalement la malade, ainsi que nous l'avons déjà dit. Ce cas d'ailleurs est arrivé chez des personnes bien nées qui, par leurs attentions, secondaient nos recherches : de sorte que nous pouvons avancer hardiment que le placenta n'a point été expulsé ni entièrement, ni partiellement (1), ni dissous par les voies ordinaires.

Ce n'est pas non plus par le vagin qu'il a pu s'écouler sous forme liquide. Dans ce cas, une plus grande quantité de fluide fétide d'une mauvaise couleur se serait échappée des parties génitales; mais la quantité des lochies et d'autres

---

(1) L'auteur oublie qu'il a fait l'extraction de deux morceaux de placenta d'environ un pouce chaque, à deux jours de distance; qu'il y eut des lochies puriformes et extrêmement *fétides*. (*Note de l'Éditeur.*)

liquides évacués par le vagin n'était pas plus considérable que dans les couches ordinaires : aussi la qualité des liquides n'a différé que de peu de chose de ce qui se fait remarquer communément.

Dans les examens pratiqués le 6 et le 11 avril (le vingt et unième et le vingt-sixième jour des couches), j'acquis la certitude que l'utérus était absolument vide, et qu'il avait repris sa forme et son volume ordinaires. Je me suis convaincu que le placenta n'était point resté dans l'utérus ; que ce viscère s'en était débarrassé d'une manière quelconque ; et, si l'on avait besoin d'une nouvelle preuve, on pourrait alléguer l'apparition régulière des menstrues depuis cette époque (1).

Puisque le placenta n'est pas sorti de l'utérus par la voie ordinaire, quelle est donc celle que

---

(1) Mais, à cette époque, l'affaire était terminée. D'ailleurs, le retour des règles peut avoir lieu, quoiqu'un corps étranger occupe sa cavité, et c'est ce que l'observation prouve tous les jours dans les cas de polype et de tumeurs fibreuses qui se développent dans l'intérieur de l'utérus. Peut-être même que ces tumeurs, pour la plupart, ne sont formées que par le séjour prolongé d'un débris de placenta ou de membranes, ou de caillots qui se sont fibrifiés pendant la durée menstruelle.

la nature lui a fait prendre? Supposerons-nous
une rupture de l'utérus par laquelle le placenta
aurait pénétré dans l'abdomen? Mais on sait que
toute rupture de l'utérus est accompagnée d'une
perte très considérable de sang, tant interne
qu'externe, de syncopes, d'épuisement et de la
mort (1). Les accidens ne furent point de ce
genre : quelle cause d'ailleurs aurait pu déterminer la rupture de l'utérus? Seraient-ce les
contractions utérines ? Mais si elles avaient été
si vigoureuses, le placenta eût trouvé, par l'orifice utéro-vaginal, un canal plus facile pour son
expulsion. On ne peut supposer non plus un
point ulcéré de l'utérus qui aurait prédisposé à
cette rupture, qui probablement se serait plutôt
opérée pendant les efforts de l'accouchement
qu'après, les parois de l'utérus ayant alors beaucoup plus d'épaisseur. D'ailleurs, je ne sache
pas qu'il existe d'exemples de rupture de l'utérus
en pareille circonstance après l'accouchement.

Quoiqu'il n'existe pas d'exemples, qui soient
parvenus jusqu'à nous, de l'absorption du placenta humain, il me semble toutefois que nous
ne sommes pas moins forcé de reconnaître ici

---

(1) La rupture n'a pas toujours cette terminaison fu-
neste. Mais personne n'aurait pensé à cette cause de l'absence présumée du placenta. (*Note de l'Éditeur.*)

ce procédé extraordinaire de la nature. Cependant, il faut convenir que la matrice chez les animaux étant d'une substance plus mince, elle participe davantage de la propriété des intestins, et qu'en conséquence l'absorption se rencontre plus fréquemment chez eux que dans l'espèce humaine. Mais serait-ce un motif suffisant pour contester la possibilité de cette action pathologique sur l'utérus humain? Rien ne nous empêche de croire que la nature se soit servie d'un semblable moyen pour se tirer d'un péril imminent, d'autant plus que l'utérus est un organe abondamment pourvu de veines et de vaisseaux lymphatiques. J'avoue que tout autre solution ne me paraît point admissible.

Les phénomènes qui se firent remarquer avant et durant l'absorption sont des plus remarquables. D'abord, après l'expulsion de l'enfant, on a trouvé l'utérus totalement contracté sur le placenta, de manière que le fond n'excédait que de peu de chose les pubis : circonstance qui ne se rencontre point dans des cas de rétention d'arrière-faix avec d'autres suites que celles-ci.

En pareil cas, la matrice reste plus ou moins développée ; son volume est plus grand, sa substance plus molle (1). Mais chez notre malade,

___

(1) On voit manifestement ici la préoccupation de l'au—

tous les points de la face interne de l'utérus étaient
en contact avec le placenta dès le début de la
maladie, et ce contact devint encore plus intime
par la suite. Cette circonstance et peut-être aussi
la situation de l'utérus, dont l'orifice était dirigé
vers l'os sacrum, situation qui eut lieu dès le second jour de l'accouchement, empêchèrent sans
doute l'air extérieur d'y pénétrer, et prévinrent
ainsi la dissolution et la putréfaction du placenta. La putréfaction n'ayant point eu lieu,
Madame N*** fut à l'abri des suites dangereuses
et souvent mortelles, causées par la rétention
de l'arrière-faix dans les premiers huit jours de
couches. Mais ces accidens furent très modérés
durant les premiers douze jours; la fièvre se
montra avec peu d'intensité, elle eut même des
intermittences longues et marquées. Ce ne fut
que lorsque l'absorption commença de se faire
que les accidens prirent un caractère de gravité.
Je crois ne pas me tromper en plaçant les premiers signes visibles de l'absorption le douzième
jour des couches (28 mars). Ce ne fut qu'alors

---

teur ; car, d'après cette description, il n'y avait plus de placenta dans l'utérus, ou le placenta était atrophié, membraneux, ou en feuilles, comme nous l'avons fait observer pré-
cédemment. (*Note de l'Éditeur.*)

que la malade fut attaquée de douleurs semblables à celles de l'enfantement ; douleurs qui
avaient ceci de particulier, qu'elles s'étendaient
de bas en haut, qu'elles se terminaient vers la région épigastrique, qu'elles étaient accompagnées
d'anxiété et en même temps de vomissemens et
de matières acides, vertes, en abondance ; à ces
accidens vint se joindre alors de la fièvre, qui
n'avait point encore eu lieu.

Ce fut le 30 mars que s'annonça, pour la première fois, cette douleur locale autour de l'om-
bilic, qui s'augmentait au palper. C'est surtout
dans la nuit du 1er. et celle du 2 avril que les
accidens se manifestèrent avec le plus de violence,
c'est à dire le 16e. et le 17e. jour de couches.

C'est à cette époque que le danger fut imminent ; c'est aussi à dater de ce moment que la
maladie marcha rapidement vers sa fin. L'anxiété,
les douleurs étaient parvenues à leur plus haut
période : il y avait alors tympanite, vomissemens,
diarrhée violente, déjections alvines semblables
à la matière des vomissemens ; c'est par ces *per-
turbations* critiques, car c'est ainsi que je les
considère, que la nature parvint à son but en
opérant l'absorption.

Ce serait m'exposer à me perdre dans un la-
byrinthe d'hypothèses que de chercher à expliquer par quel canal a été portée la matière ab-

sorbée, quels changemens elle a dû subir pour pouvoir être expulsée sous la forme qu'elle a prise. De semblables recherches nous mèneraient trop loin sans offrir de résultats bien positifs. Je me bornerai donc à ajouter quelques mots sur le traitement que j'ai employé dans une maladie fort intéressante tant sous le rapport de la médecine rationnelle, que sous celui de la physiologie pathologique.

Je n'ai rien prescrit de particulier pour exciter la matrice à expulser le placenta ; et en voici les raisons. Je sais par expérience que, dans d'autres cas de rétention, tous les efforts de l'art ont été impuissans pour opérer l'expulsion des secondines, au moyen de ces prétendus spécifiques vantés pour ces sortes de cas. Ces remèdes le plus souvent inutiles, dans quelques cas souvent même dangereux, eussent ici produit plus de mal que de bien. L'utérus s'étant trouvé fortement resserré dès le début de la maladie, ce n'était point le cas d'exciter les contractions utérines (1). Ces sortes de remèdes devenaient absolument inutiles : ce cas n'exigeait qu'une médecine expectante ; l'art devait se borner à

---

(1) Non sans doute, et les injections stimulantes étaient déjà de trop. Voir la prescription, page 3o.

(Note de l'Éditeur.)

observer la marche de la nature et à renoncer à une part active dans la guérison, c'est à dire dans l'expulsion du placenta. J'avoue que je n'espérais guère que la nature pût seule en venir à bout. Je n'ai jamais vu de cas de contraction permanente de l'utérus sur le placenta sans que la mort n'eût été la suite de cet état pathologique. Bien entendu qu'il n'est point ici question des autres espèces de rétention du placenta, puisque l'on rencontre des exemples de son expulsion spontanée plusieurs jours après l'accouchement, et qu'ainsi la malade est sauvée.

La cause de la maladie n'ayant pu être enlevée, il ne restait donc à l'art qu'à en tempérer les effets, tels que la fièvre et les autres accidens qui se sont succédé. C'est ce que j'ai tâché d'obtenir chez cette femme nerveuse et délicate.

La suite ordinaire d'une rétention du placenta étant une dissolution fétide, j'ordonnai en conséquence l'esprit de vitriol. L'accouchée, il est vrai, ne put supporter ce remède, et je vis par la suite qu'il n'était point nécessaire, la dissolution putride n'ayant point eu lieu. Nous vînmes à bout de l'embarras gastrique qui était venu compliquer l'état de la malade au moyen de lavemens purgatifs et lénitifs. On fit l'application du traitement antiphlogistique dans la péritonite consécutive lorsque les symptômes étaient parvenus au plus haut degré. Enfin on fut obligé de calmer les vomissemens non interrompus, et les déjections en diarrhée trop abondantes, et que cependant j'envisageais comme une révolution véritablement critique.

S'il est vrai que l'art ait été de quelque utilité dans la terminaison favorable de la maladie dont nous venons de rapporter l'histoire, il n'est pas moins certain que la nature seule en a opéré la guérison par un moyen extraordinaire, qui est celui de l'ABSORPTION.

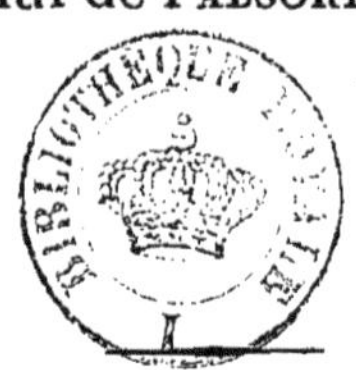